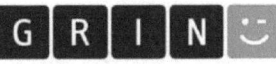

Bibliografische Information der Deutschen Nationalbibliothek:

Die Deutsche Bibliothek verzeichnet diese Publikation in der Deutschen National-
bibliografie; detaillierte bibliografische Daten sind im Internet über http://dnb.d-
nb.de/ abrufbar.

Impressum:

Copyright © 2012 GRIN Verlag
Druck und Bindung: Books on Demand GmbH, Norderstedt Germany
ISBN: 9783668459342

Dieses Buch bei GRIN:

https://www.grin.com/document/367907

Evi Bielmeier

Zufriedenheit in der Ausbildung zur zusätzlichen Betreuungskraft für Menschen mit Demenz. Empirische Ergebnisse aus einer Fragebogenumfrage

GRIN Verlag

GRIN - Your knowledge has value

Der GRIN Verlag publiziert seit 1998 wissenschaftliche Arbeiten von Studenten, Hochschullehrern und anderen Akademikern als eBook und gedrucktes Buch. Die Verlagswebsite www.grin.com ist die ideale Plattform zur Veröffentlichung von Hausarbeiten, Abschlussarbeiten, wissenschaftlichen Aufsätzen, Dissertationen und Fachbüchern.

Besuchen Sie uns im Internet:

http://www.grin.com/

http://www.facebook.com/grincom

http://www.twitter.com/grin_com

Zufriedenheit in der Ausbildung zur zusätzlichen Betreuungskraft für Menschen mit Demenz – empirische Ergebnisse aus einer Fragebogenumfrage

Modul 10

Hochschule Deggendorf University

Bachelor Pflegepädagogik

Semester 3

Evi Bielmeier

31.08.2012

Inhaltsverzeichnis

1. Einleitung

Kundenzufriedenheit bezeichnet als abstraktes Konstrukt der Sozialforschung die Differenz aus Erwartung an ein Produkt, eine Dienstleistung und die tatsächliche Bedürfnisbefriedigung. [1] Messung von Kundenzufriedenheit ist ein Element des Qualitätsmanagement und dient in erster Linie der Analyse von Schwachstellen, der Evaluation von Geleistetem und einer zukünftigen Verbesserung eines Angebots, nach dem Motto: Nur Stillstand ist Rückschritt!

In dieser Studienarbeit wird die Kundenzufriedenheit in der Weiterbildung von Schülern aus Betreuungskursen SGB XI 87b untersucht. Als Forschungsfrage:

Welche Faktoren bestimmen die Zufriedenheit bei der Ausbildung zur zusätzlichen Betreuungskraft nach SGB XI 87b?

Nach der Definition und Bedeutung von Betreuungsasisstenten in der Arbeit und im Umgang mit demenziell veränderten Bewohnern in der Altenpflege wird anhand von objektiv ermitteltem Verfahren ein Blick auf die Ausbildung geworfen.

2. Grundlagen

2.1 Definition von Zufriedenheit

Zufriedenheit wird definiert als das Ergebnis eines Vergleichs zwischen einer erwarteten und einer eingetretenen Bedürfnisbefriedigung.

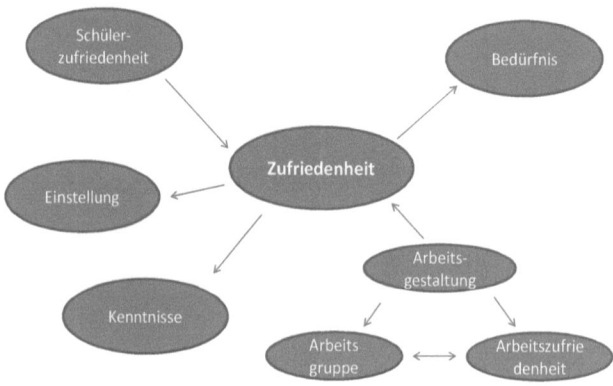

Abb.1 Zufriedenheit

Es heißt auch innerlich ausgeglichen zu sein und nichts anderes zu verlangen, als man hat; mit den gegebenen Verhältnissen, Leistungen o. ä. einverstanden zu sein, nichts auszusetzen zu haben. [2]

2.2 Bedeutung der Demenz in der Gesellschaft

Die Demenzen zählen zu den häufigsten psychiatrisch-neurologischen Erkrankungen des höheren Alters. Ihre Symptome wurden bereits bei Literaten und Philosophen Antike und des Mittelalters beschrieben.

Übersetzt wird der Begriff mit „Verlust des Verstandes" oder „Unvernunft". Kaum eine andere Erkrankung betrifft uns derart in unserem rationalen Menschenbild wie die Demenz. Die Erkrankung von Personen des öffentlichen Lebens, z. B. Rita Hayworth, Herbert Wehner, Helmut Zacharias, Ronald Reagan und Toni Assauer, hat in den letzten Jahren viel zur Beschäftigung vor allem mit der Alzheimer Demenz beigetragen. [3]

2.3. Bedeutende Konzepte zur Betreuung von Menschen mit Demenz

Es wurde schon früh erkannt, dass es zur Betreuung dementer Menschen anderer Konzepte bedarf, als zur Betreuung gesunder Personen. Nach § 87b werden gezielt Schüler für den Umgang mit Menschen mit Demenz ausgebildet. Dabei spielt Empathie eine große Rolle. Neben Kommunikationsregeln (z.B.: kurze, knappe Sätze, W-Fragen, keine Warum-Fragen), Validation und gezielte Fördermöglichkeiten der fünf Sinne, vermittelt die Ausbildung den Schülern ein gezieltes Verhalten für diesen Personenkreis.

Im Gegensatz dazu steht die allgemeine soziale Betreuung, die es in ihrer bisherigen Form schon länger gibt. Diese Betreuer dienen nur als Akteure für Spieleabende, Ausflüge u. ä. Diese können angelernt werden, es bedarf keiner gesonderten Ausbildung.

Im Folgenden werden einige Konzepte vorgestellt, von Personen, die dahingehend schon viele Beobachtungen durchgeführt haben, sich Gedanken gemacht, um daraus Schlüsse und nachfolgenden Handlungsbedarf zu erzielen.

2.3.1 Naomi Feil

Naomi Feil ist die Begründerin der Validations-Methode. 1932 in München geboren, wuchs sie, in dem von ihrem Vater geführten Montefiore-Altersheim in Cleveland, Ohio, auf; die Mutter leitete dort die Abteilung für Sozialarbeit. Nach dem Erwerb des Masters Degree für Sozialarbeit an der Columbia University in New York begann Frau Feil ihre Arbeit mit alten Menschen. Sie empfand die traditionellen Arbeitsmethoden mit desorientierten alten Menschen als unbefriedigend und entwickelte aus diesem Grund zwischen 1963 und 1980 die Validations-Methode.

Von ihr stammt auch der Satz: „In den Schuhen des anderen gehen!" , was so viel bedeutet wie: sich in die Rolle des anderen hinein versetzen, sowohl gefühlsmäßig als auch situationsbedingt, den anderen dort abholen wo er sich (gedankliche) gerade befindet, oder aus dem lat. übersetzt Wertschätzen.

Sie teilt die die Validation in vier Phasen ein:

Phase I
Mangelnde Orientierung: Die Person kann sich noch zeitlich und räumlich orientieren

Phase II
Zeitverwirrtheit: Die Person vermischt Vergangenheit und Gegenwart.

Phase III
Sich wiederholende Bewegungen: Rhythmus und Bewegung ersetzen die Sprache.

Phase IV
Totaler Rückzug nach innen

Zu diesen Stufen entwickelte die Wissenschaftlerin folgende drei Kommunikations-techniken: zentrieren, (nicht in die Verteidigung gehen), Schlüsselwörter heraushören (was ist das eigentliche Thema), W-Fragen wie was wo (keine Warum-Fragen)

2.3.2 Nicole Richard

Nicole Richard, geboren 1957, ist Diplom Pädagogin und Diplom Psychogerontologin. Seit 1989 beschäftigt sich Frau Richard mit der Entwicklung und dem Aufbau der Integrativen Validation. Seit 1993 ist sie selbstständig tätig im Sektor der Fort-/ Weiterbildung und Beratung für stationäre und ambulante Einrichtungen des Gesundheitswesens. Frau Richard ist für die Ausbildung von Autorisierten Trainerinnen zur Integrativen Validation im gesamten deutschsprachigen Raum sowie der Schweiz und Kroatien zuständig. [4]

Als Vorannahme geht die Validation davon aus, dass diese Menschen danach streben, die unerledigten Aufgaben ihres Lebens noch aufzuarbeiten. Die Anwender der Validation machen es sich zur Aufgabe, die Menschen dabei zu unterstützen. Die

Methode der Validation selbst wurde von Naomi Feil entwickelt. Nicole Richard änderte die Methode der Validation ab und nennt ihre Methode Integrative Validation. Sie achtet weniger auf die „unerledigten Aufgaben", die noch aufzuarbeiten wären, und akzeptiert die Veränderungen aufgrund hirnorganischer Krankheiten und die Bedingungen der Gegenwart. Heute findet sie in Feldern der Altenpflege, in der Gerontologie, Geriatrie, Palliativmedizin und der Gerontopsychiatrie ihren Platz. [5]

2.3.3 Tom Kitwood

Der englische Sozialpsychologe und Psychogerontologe lebte von 1937 bis 1998 und entwickelte die Theorie des personenzentrierten Ansatzes. Dies stellte er dar in der sogenannten Bedürfnisblume:

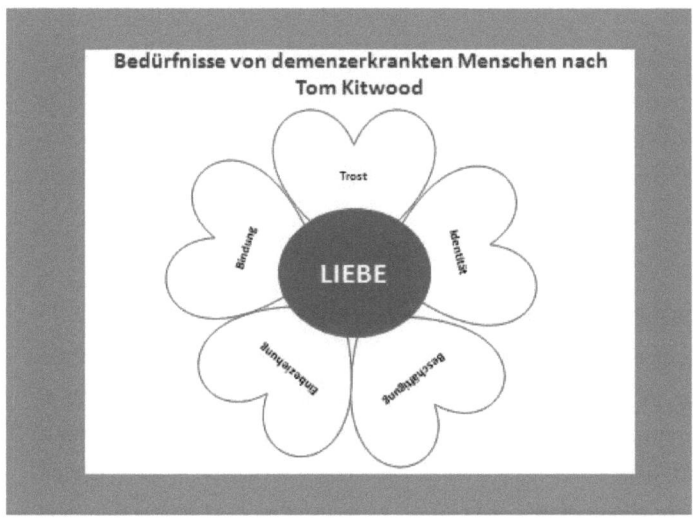

Abb. 2 Kitwood [6]

Kitwood verweist dabei auf die grundlegenden Bedürfnisse des dementen Menschen.

Die Erkenntnisse von Tom Kitwood finden auch bei der Dementia Care Mapping Methode Anwendung, einer Einstufung von Menschen mit Demenz . Der Fingerabdruck von Beziehungs- und Milieuangebot der Pflegeumgebung.

Die Konzepte unterscheiden sich in folgenden Punkten:

Bei Naomie Feil wird auf das bisherige Leben zurückgeblickt, aus dem oft einschneidende Erlebnisse und unaufgearbeitete Konflikte in die momentane Situation transportiert werden. Der Kranke kann Vergangenheit und Gegenwart nicht mehr trennen. Dadurch entstehen Krisensituationen.

Nicole Richard dagegen nimmt die momentane Gefühlslage (Gegenwart) mit allen Emotionen des Bewohners auf. Sie bestätigt seine Gefühle und gibt dem Betroffenen dadurch ein Empfinden des Ernstgenommenwerdens und der Selbstbestätigung. Sie verzichtet auf die Fragetechnik.

Tom Kitwood sucht nach den wichtigsten Merkmalen, die es zu beachten gilt. Diese erhalten auch in den anderen beiden Theorien ihre Geltung.

Alle drei Modelle haben eines gemeinsam: Die Gefühle des Kranken ernst nehmen, auf ihn eingehen, sein Selbstwertgefühl steigern, Stimulation und geistige Anregung bieten und zwar in einer wertschätzenden Form. Würden Gefühle ignoriert werden, ziehen sich desorientierte Menschen immer mehr zurück und es kommt zur schnelleren Fortschreitung der Erkrankung.

2.3.4 Entwicklung zur zusätzlichen Betreuungskraft und deren Anforderungen

Mit dem Pflege-Weiterentwicklungsgesetz wurden die Leistungen der gesetzlichen Pflegeversicherung für Menschen mit demenzbedingten Fähigkeitsstörungen, geistiger Behinderung oder psychischen Erkrankungen ausgeweitet. Eingeführt wurde u. a., dass Pflegeheime für Personen, die einen erheblichen allgemeinen Betreuungsbedarf im Sinne des § 45a SGB XI aufweisen, zur Betreuung und Aktivierung zusätzliche Betreuungskräfte einstellen können und dies durch leistungsgerechte Zuschläge nach § 87b SGB XI honoriert wird. Aufgabe der Betreuungskräfte ist es u.a., Betroffene in enger Kooperation mit den Pflegekräften bei alltäglichen Aktivitäten wie Spaziergängen, Gesellschaftsspielen, Lesen, Basteln usw. zu begleiten und zu unterstützen.

Die zusätzliche Betreuung und Aktivierung ist durch sozialversicherungspflichtig beschäftigtes Betreuungspersonal zu organisieren. Für jeweils rund 25 demenziell erkrankte Pflegeheim-Bewohner kann eine zusätzliche Betreuungskraft finanziert werden. Zum Jahresende 2009 waren rund 16.300 Personen – und damit ca. 3 Prozent der insgesamt 621.000 Beschäftigten in stationären Pflegeeinrichtungen – als Betreuungskräfte nach §87b SGB XI tätig (Statistisches Bundesamt 2011).

Der GKV-Spitzenverband hat dazu im August 2008 Richtlinien nach § 87b Abs. 3 SGB XI zur Qualifikation und zu den Aufgaben von zusätzlichen Betreuungskräften in Pflegeheimen beschlossen. Sie enthalten die Grundsätze der Arbeit sowie die konkreten Aufgaben der zusätzlichen Betreuungskräfte. Auch werden die Anforderungen an die persönliche Eignung von Personen, die eine Betreuungstätigkeit ausüben wollen, sowie deren notwendige Qualifizierung festgelegt. Diese setzt sich zusammen aus

- einem fünftägigen Orientierungspraktikum,
- einer Qualifizierungsmaßnahme (100 Std. Basiskurs, 2 Wochen Betreuungs-praktikum und 60 Std. Aufbaukurs) sowie
- jährlichen zweitägigen Fortbildungen.

Das IGES-Institut hat diese Betreuungskräfte-Richtlinie im Sommer 2011 einer Evaluation unterzogen. Dabei wurden die Qualifikationen, Aufgabenbereiche und Berufsbilder der zusätzlichen Betreuungskräfte untersucht. Ferner sollten die Arbeitszufriedenheit der Betreuungskräfte als auch des Pflegepersonals sowie die Wirkungen im Hinblick auf den Lebensalltag der Bewohner erhoben werden.[7]

Die Aufgabe der zusätzlichen Betreuungskräfte ist es, die Betroffenen zum Beispiel zu folgenden Alltagsaktivitäten zu motivieren und sie dabei zu betreuen und zu begleiten:

- Malen und basteln,
- handwerkliche Arbeiten und leichte Gartenarbeiten
- Haustiere füttern und pflegen
- Kochen und backen
- Anfertigung von Erinnerungsalben oder -ordnern
- Musik hören, musizieren, singen
- Brett- und Kartenspiele
- Spaziergänge und Ausflüge
- Bewegungsübungen und tanzen in der Gruppe

- Besuch von kulturellen Veranstaltungen, Sportveranstaltungen, Gottesdiensten, und Friedhöfen
- Lesen und Vorlesen
- Fotoalben anschauen

Grundlegende Anforderungen an die persönliche Eignung von Menschen, die beruflich eine Betreuungstätigkeit in Pflegeheimen ausüben möchten, sind insbesondere:

- eine positive Haltung gegenüber kranken, behinderten und alten Menschen
- soziale Kompetenz und kommunikative Fähigkeiten
- Beobachtungsgabe und Wahrnehmungsfähigkeit
- Empathiefähigkeit und Beziehungsfähigkeit
- die Bereitschaft und Fähigkeit zu nonverbaler Kommunikation
- Phantasie, Kreativität und Flexibilität
- Gelassenheit im Umgang mit verhaltensbedingten Besonderheiten infolge von demenziellen und psychischen Krankheiten oder geistigen Behinderungen
- psychische Stabilität, Fähigkeit zur Reflexion des eigenen Handelns, Fähigkeit sich abzugrenzen
- Fähigkeit zur würdevollen Begleitung und Anleitung von einzelnen oder mehreren Menschen mit Demenz, psychischen Erkrankungen oder geistigen Behinderungen
- Teamfähigkeit
- Zuverlässigkeit   [8]

3. Methodik

3.1. Dimensionen der Zufriedenheit

Messen von Zufriedenheit bedeutet, festzustellen was für den Schüler besonders wichtig ist, um für ihn eine optimale Lernumgebung zu schaffen. Nur in einem ausgewogenem Lernfeld kann man gute Ergebnisse erzielen.

Während der Leistungserstellung müssen die Schüler neben der bloßen Anwesenheit ein gewisses Potential und eine gewisse Motivation aufzeigen, damit die

Nutzung des Leistungspotentials der Schule vollzogen werden kann und ein intaktes Dienstleistungsverhältnis entsteht. Das Ziel dieses Prozesses ist die Qualifizierung der Schüler für den Beruf oder für weiterführende Qualifizierungen.

Zur Messung der Zufriedenheit bei Schülern in der Ausbildung zur zusätzlichen Betreuungskraft wählte ich eine quantitative Methode, die strukturierte Befragung. Diese Methode erschien mir als geeignet, weil ich dabei messbare Größen habe, sie miteinander vergleichen kann. Die Durchführung erfolgt schnell und problemlos, da die klare Fragestellung keine Gefahr der Falschinterpretation in sich birgt. Mit der letzten Frage im Fragebogen wird die qualitative Forschung bedient. Es war mir die eigene Meinung und eine gewisse Offenheit der Schüler wichtig, um auch Aspekte der Zufriedenheit zu erfassen, die ich mittels des Fragenkataloges nicht abdecken konnte oder somit evtl. übersehen hätte.

Die Befragung der Auszubildenden erfolgte in drei Kursen, jeweils nach dem zweiten Praktikum. Die Anzahl der ausgegebenen Fragebögen war 49, der Rücklauf ebenso, was sich daraus ergab, dass ich während der Befragung anwesend war und die Bögen sofort wieder einsammeln konnte. Alle Anwesenden der jeweiligen Klasse erklärten sich bereit mitzumachen.

4. Ergebnisse

4.1 Quantitative Forschung

4.1.1 Demografische Daten

Das Alter der Auszubildenden zu Betreuungsasisstenten liegt zwischen 23 und 62 Jahren. Der Männeranteil beträgt nur 1%.

Zuletzt ausgeübte Berufe waren: Hausfrau, Friseuse, Bürokauffrau, Pflegehelfer, Kinderpflegerin und Erzieherin, Zahnarzthelferin, Fabrikarbeiterin, KFZ Fahrer, Metallarbeiter, Bäckerei- und Metzgereifachverkäuferin.

Aus Gesprächen bei der Vorstellung und den Berufen lässt sich schließen, dass die Mehrheit einen Hauptschulabschluss hat, ca. 10% verfügt über einen mittleren Bildungsabschluss, vereinzelt gibt es Schüler ohne Schulabschluss.

Der Anreiseweg zur Schule beträgt zwischen 2 – 40 km.

4.1.2 Ausstattung der Schule und Räumlichkeiten

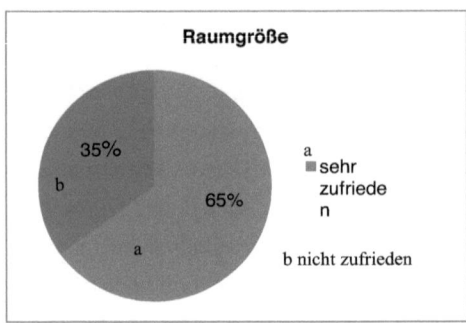

Abb. 3 Raum

Das Mobiliar (Tische und Stühle), sowie die sonstige Ausstattung der Schule mit Küche, Kaffee- und Getränkeautomaten, Wasserkocher entsprechen zu 100% den Wünschen und Anforderungen der Schüler.

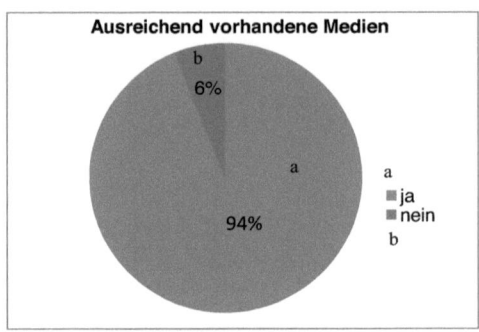

Abb. 4 Medien

4.1.3 Schulorganisation

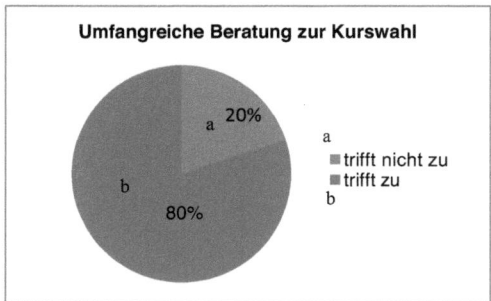

Abb. 5 Beratung

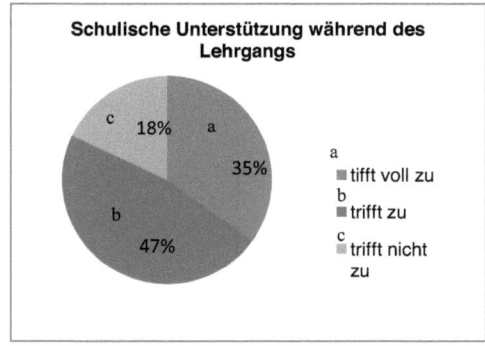

Abb. 6 Unterstützung von Seiten der Schule 1

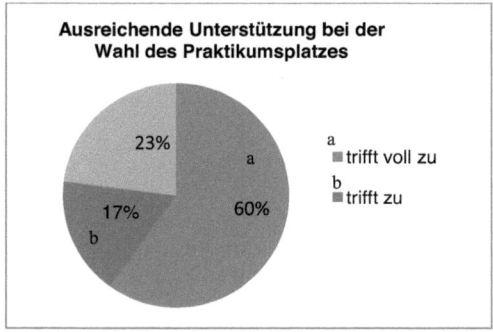

Abb. 7 Unterstützung von Seiten der Schule 2

4.1.4 Unterricht

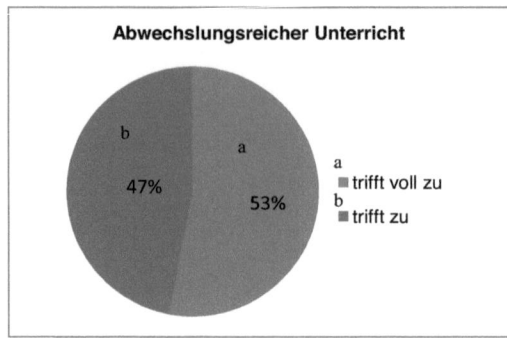

Abb. 8 Unterrichtsgestaltung

Es wurde zu 100% bestätigt, dass Unterrichtsänderungen wurden immer rechtzeitig bekanntgegeben werden.

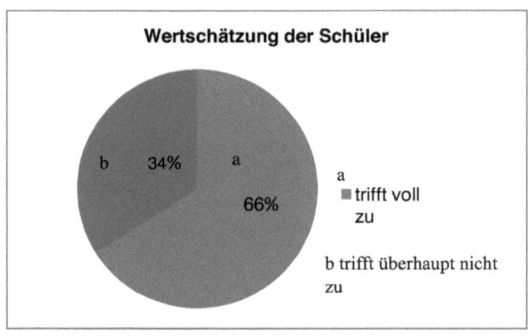

Abb. 9 Wertschätzung im Unterricht

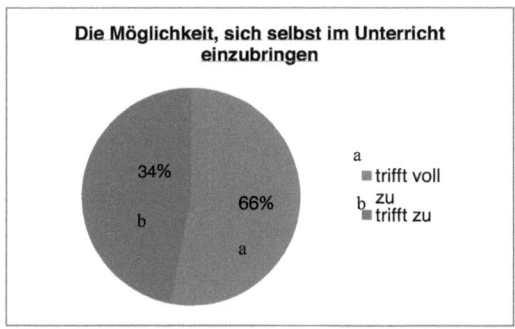

Abb. 10 Eigenbeteiligung

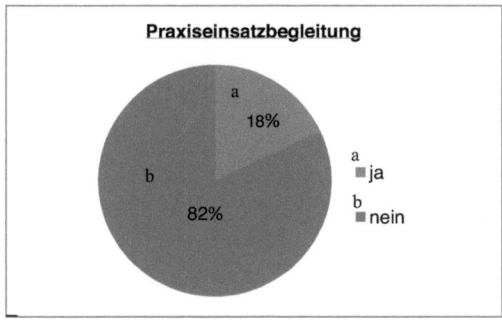

Abb. 11 Begleitung beim Praktikum durch die Lehrkraft

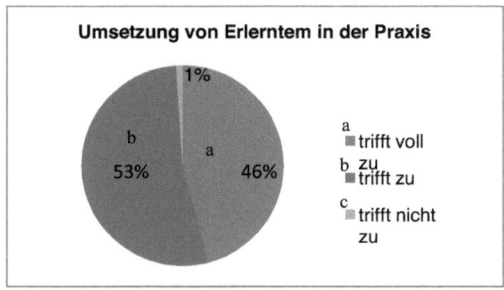

Abb. 12 Theorie – Praxis Transfer

4.2 Qualitative Forschung

Bei der qualitativen Forschung ging es darum, von den Schülern zu erfahren, was zu ihrer Zufriedenheit wichtig wäre. Diese Ermittlung war wichtig, da der Fragebogen evtl. nicht alle Bedürfnisse umfasst.

Dabei stellte sich heraus, dass der Großteil insgesamt ziemlich zufrieden ist, allerdings wurden folgende Dinge bemängelt oder zur „Zufriedenheit" angeregt::

1. Die Gruppenstärke (in der Regel bis zu 20 Personen), gewünscht wird eine Anzahl von maximal 10 Personen, um Erlerntes effektiver einüben zu können .
2. Mehr praktische Übungen im Unterricht zu Validation, 10-Minuten-Aktivierung, Gesprächsrunden, Einzeltherapie, basale Stimulation.
3. Ein Praxiseinsatz in der Pflege anstatt in der Betreuung. Im Vorgespräch zeigt sich, dass immer wieder Schüler aus den Betreuungskursen beim Praktikumseinsatz einfach in der Pflege anstatt in der Betreuung eingesetzt werden, da dort zufällig gerade Bedarf herrscht. Der Praktikumseinsatz ist somit nicht effizient.
4. Bestimmt Unterrichtsinhalte wollen die Schüler ausführlicher behandelt haben z. B.: basale Stimulation, Kinästhetik (Inhalte, die die Betreuungskraft nicht oder kaum braucht)
5. Die fehlende Praxisbegleitung durch die Ausbilder.
6. Zu wenig Information über bestimmte Konzepte z. B. Böhm, Kitwood usw.
7. Eine längere Ausbildungszeit
8. Besuch von Altenpflegeeinrichtungen während der Ausbildung.

5. Diskussion

5.1 Quantitative Forschung

Wie sich bei der Auswertung herausstellte, ist Auszubildenden die räumliche- und Medienausstattung nicht das Wichtigste. Sie jedoch wird in gewisser Weise vorausgesetzt.

Viel wichtiger ist es den Schülern bei der Berufswahl ausführlich beraten zu werden, um sich schon im Vorfeld für die passende Ausbildung zu entscheiden. Ganz großen Wert legen sie auf die praktische Einübung und Umsetzung von gelernten Inhalten („learning by doing"). Den Lehrkräften zeigt die Erfahrung, dass Schüler, die Lerninhalte verstanden und fließend wiedergeben können bei der praktischen Umsetzung schnell an ihre Grenzen stoßen. Es fehlt dabei meistens an der passenden Kommunikation. Deshalb werden jetzt Lerninhalte, wie z. B. die 10-Minuten-Aktivierung in kleinen Gruppen im Unterricht eingeübt. Dabei schlüpft jeder Schüler sowohl in die Rolle des Betroffenen, als auch in die des Akteurs. Reflektiert wird das ganze immer von der gesamten Klasse, nicht von der Lehrkraft. Kritik von Gleichgesinnten wird besser aufgenommen als von übergeordneten Personen.

Die Schüler absolvieren zweimal ein 14tägiges Praktikum, wobei sie im zweiten Praktikum zu Ende der Ausbildung von der Schule die Aufgabe gestellt bekommen, alleinverantwortlich kleine Bewohnergruppen zu leiten und dabei Gelerntes in der Praxis umzusetzen z. B. Gruppenvalidation, Gesprächskreis „so war es früher", Erzählcafe. Auch die Einzelaktivierung am Bett z. B. 10-Min-Aktivierung, Handmassage, Snoezelen gehören dazu. Da die Schüler dabei auf viele „Betreuungsassistenten" vor Ort stoßen, die von der Pflege in die Betreuung gewechselt haben, nun soziale Betreuung sind und keine spezifische für Menschen mit Demenz Ausgebildete sind, ist es für die Lernenden im Praktikum schwer, da sie keine Anleitung durch erfahrene Kräfte erhalten. Die Schule ist deshalb verstärkt aufgefordert, Praxisbesuche durchzuführen, um den Schüler mit Rat und Tat zur Seite stehen zu können. Es ist dann möglich, explizit auf das Bewohnerklientel des betreffenden Altenheims, mit der Hilfe der Lehrerin ein Betreuungsangebot zu erstellen, das der Schüler während des Praktikums durchführen kann. Eine Reflexion im Anschluss an den Praktikumseinsatz im Einzelgespräch mit dem Schüler wäre eine weitere verbesserte Option.

Um Demenz verstehen zu lernen, helfen diese Konzepte in der Praxis eine gute Betreuung zu geben, ferner die Menschen zu verstehen und zu begleiten. Es ist wichtig, die Schüler mit verschiedenen Modellen vertraut zu machen, da diese Begrifflichkeiten in der Praxis immer wieder auftreten und Schüler erkennen, dass zwischen unterschiedlichen Modellen Parallelen herrschen. Die Betreuungsasissten haben dann die Möglichkeiten, Bewohner zuzuordnen, verstehen lernen und ihr Handeln und ihre Kommunikation gezielt auf deren Bedürfnisse einzustellen. Dadurch wird der Umgang mit dem Bewohner erleichtert, er fühlt sich verstanden, ist weniger aggressiv oder frustriert, öffnet sich besser. Ferner kann sich die Betreuung mit der Pflege auf einem Niveau austauschen.

5.2 Qualitative Forschung

1. Eine Bildung von kleineren Klassengemeinschaften von 20 auf 10 Personen ist nicht realisierbar, da es sich für die Schule als nicht wirtschaftlich erweist. Auch in Klassen mit bis zu 20 Personen kann insbesondere bei Gruppenarbeiten und im Unterrichtsgespräch auf den einzelnen Schüler gezielt eingegangen werden.

2. Da sich in der Praxis gezeigt hat, dass Schüler im Praktikum Schwierigkeiten haben Gelerntes umzusetzen, legen die Dozenten in Zukunft gezielt Wert auf praktische Einübung. Es werden Fallbeispiele in Rollenspielen geübt. Dabei schlüpft jeder Schüler einmal in die Rolle des Bewohners und in die des Betreuungsasisstenten. Das Ganze wird vor der Klasse gespielt. Die gesamte Gruppe reflektiert dann das Geschehen.

3. Die Ausbildungseinrichtung wird in Zukunft im Vorabgespräch die Einrichtungen gezielt auf den Fachbereich des Praktikumseinsatzes hinweisen.

4. Zweimal jährlich treffen sich alle Dozenten und gleichen die Lehrinhalte gemeinsam ab. Es gibt für diese Ausbildung keine rechtliche Vorgabe zu den Inhalten. Die Schule selbst erstellt den Lehrplan. Es gilt abzuwägen, was dabei für die Betreuung von Bedeutung ist.

5. Praxisbegleitung wird ab sofort im zweiten Praktikum angeboten. Dazu sollen in Zukunft nicht nur die Kursleitung, sondern auch die einzelnen Fachlehrer herangezogen werden.

6. Da es in allen Kursen Schüler mit Fachwissen gibt, wurden Unterrichtsthemen überarbeitet und breitgefächerter angelegt. Anstatt wie bisher Validation entweder nach Feil oder Richard zu unterrichten, wurden nach Auswertung der Befragung weitere Konzepte mit in den Lehrplan aufgenommen: personenzentrierter Ansatz nach Kitwood und die Erreichbarkeitsstufen nach Böhm, diese in Gegen-überstellung zu den Validationsmethoden von Naomi Feil und Nicole Richard.

7. Die Ausbildungszeit ist gesetzlich vorgegeben und muss dahingehend eingehalten werden. Eine längere Ausbildungszeit müsste der Schüler selbst finanzieren. Zur Weiterbildung dient die ohnehin vorgeschriebene halbjährliche Fortbildungsmaßnahme.

8. Zusätzlich Altenpflegeeinrichtungen während der dreimonatigen Ausbildung zu besuchen ist überflüssig. Auszubildende leisten die zwei jeweils 14tägigen

Praktika in unterschiedlichen Häusern ab. Die Schüler sind in verschiedenen Einrichtungen im Einsatz und berichten danach. Jeder Schüler kann selbst bestimmen in welches Heim er gehen will.

6. Zusammenfassung

Mangelnde Aussicht auf Erfolg, hoher Zeitaufwand oder möglicher Ärger halten Menschen davon ab, sich zu beschweren. Somit muss das Ausbleiben von Beschwerden nicht unbedingt auf Zufriedenheit hindeuten.

100% ige Schülerzufriedenheit gibt es nicht, der Gedanke dazu ist schlichtweg utopisch. Was es aber geben kann, sind zufriedene und positiv gestimmte Schüler.

Erst wenn wir als Lehrpersonen wissen, wie wir unsere Aufgaben tatsächlich und nachweislich erfüllen, und nur wenn wir bei Abweichungen zielstrebig verbessern, dienen wir den Lernenden genügend. Qualitätsmanagement bringt nur echte Verbesserungen, wenn wenigstens einige Indikatoren systematisch betrachtet und ausgewertet werden.

Wichtig ist es, die eigene Schule in ihren Ergebnissen auch mit anderen Schulen zu vergleichen, um zu sehen, wo stehen wir (sog. Ranking). Fortlaufende Reflexion der Unterrichtsinhalte, sowie der –gestaltung gewährleisten steigende Zufriedenheit.

Literaturverzeichnis

[1] vgl. http://de.wikipedia.org/wiki/Kundenzufriedenheit; entnommen am 10.07.12.

[2] Wirtschaftslexikon Gabler, http://www.wirtschaftslexikon.gabler.de; entnommen am 10.07.12.

[3] vgl. Förstl Hans, Wallesch Claus – W., Demenzen in Theorie und Praxis; Springer Verlag 2005.

[4] vgl. Perrar Klaus, Sirsch Erika, Kutschke Andreas; Gerontopsychiatrie für Pflegeberufe; Thieme Verlag 2007; Seite 211 ff.

[5] Wikipedia
http://www.wikipedia.org./wiki/validation; entnommen am 28.06.12.

[6] Kitwood Tom, Demenz, der personenzentrierte Ansatz im Umgang mit verwirrten Menschen; Hans Huber Verlag 2004; Seite 122.

[7] Fachtag – Demenz 2011
http://www.alzheimer-hildesheim.de; entnommen am 01.07.12.

[8] GKV Spitzenverband der Krankenkassen
http://www.gkv-spitzenverband.de/sgbXIbetreuungshelfer; entnommen am 05.07.12.

Abkürzungsverzeichnis

sog. = sogenannt

o.ä. = oder ähnliche

z.B. = zum Beispiel

lat. = lateinisch

u.a. = und andere

ca. = circa

evtl.= eventuell

km = Kilometer

vgl. = vergleiche

Abb. = Abbildung

Teilnehmer am Kurs zur zusätzlichen Betreuungskraft SGB XI 87b

(Bitte zutreffendes ankreuzen oder ergänzen!)

1. Demographische Daten

Alter:

....

Erlernter   **Beruf:**

....

Zuletzt   **ausgeübte**   **Tätigkeit:**

....

 Wie weit müssen Sie täglich anreisen?

.... km

2. Ausstattung:

Wie zufrieden sind Sie mit der Größe der Räumlichkeiten?

☐ Sehr zufrieden   ☐ weniger zufrieden   ☐ gar nicht zufrieden

Sind die Räume mit ausreichend Medien ausgestattet?

☐ Ja   ☐ nein

☐ TV   ☐ Beamer   ☐ Stellwände   ☐ Flipchat   ☐ Tafel

☐ Verdunklungsmöglichkeit

Entspricht das Mobiliar (Tische und Stühle) den Anforderungen?

☐ Ja   ☐ nein

Entspricht die sonstige Ausstattung den Anforderungen?

Küche   Kaffeeautomat   Getränkeautomat
Wasserkocher

☐ Ja ☐nein   ☐ ja   ☐ nein   ☐ ja   ☐nein   ☐ja   ☐
nein

3. Organisation

Wurden Sie bei vor der Anmeldung umfangreich beraten?

☐ Trifft voll zu   ☐ trifft zu   ☐ trifft nicht zu

Wurden Sie während des Lehrgangs von Seiten der Schule unterstützt u. begleitet?

☐ Trifft voll zu   ☐ trifft zu   ☐ trifft nicht zu

Wurden Änderungen der Unterrichtszeiten rechtzeitig bekannt gegeben?

☐ Ja   ☐ nein

Wurden Sie bei der Auswahl des Praktikumsplatzes ausreichend unterstützt?

☐ Trifft voll zu   ☐ trifft zu   ☐ trifft nicht zu

4. Unterricht:

Gestalten die Dozenten den Unterricht abwechslungsreich?

☐ Trifft voll zu   ☐ trifft zu   ☐ trifft nicht zu

Wurde im Unterricht wertschätzend mit Ihnen umgegangen?

☐ Trifft voll zu   ☐ trifft zu   ☐ trifft nicht zu

Haben Sie die Möglichkeit, sich im Unterricht ausreichend einzubringen?

☐ Trifft voll zu   ☐ trifft zu   ☐ trifft nicht zu

Wurden Sie bei Ihren Praxiseinsätzen von der Schule begleitet? (Praxisbesuche der Lehrkraft)

☐ Ja   ☐ nein

Konnten erlernte Unterrichtsinhalte in der Praxis umgesetzt werden?

☐ Trifft voll zu   ☐ trifft teilweise zu   ☐ trifft nicht zu

5. Was wäre für Sie wichtig für Ihre Zufriedenheit?

....

....

....

....

....

....

....

....

....

....

....

....

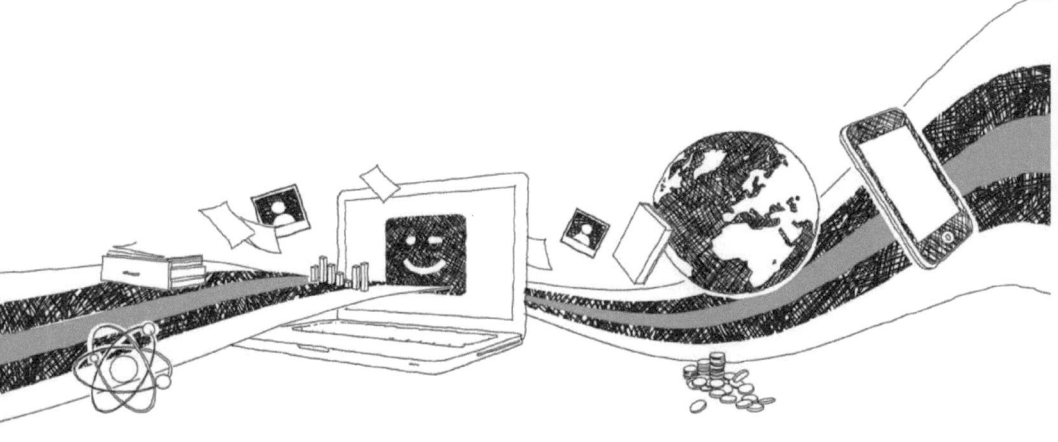
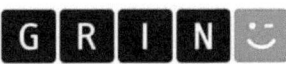